AF475862

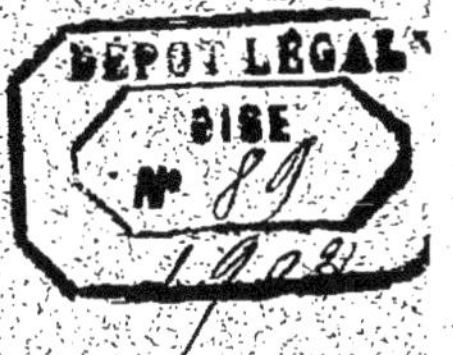

Dr RIEDINGER
Professeur à la Faculté de Médecine de Würzburg

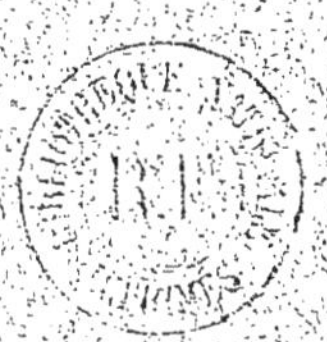

DE LA

PATHOLOGIE DE L'URÈTHRE

Communication faite à la cinquième session de l'Association française d'Urologie, Paris 1901.

CLERMONT (OISE)
IMPRIMERIE DAIX FRÈRES
3, PLACE SAINT-ANDRÉ, 3

1902

DE LA

PATHOLOGIE DE L'URÈTHRE

PAR

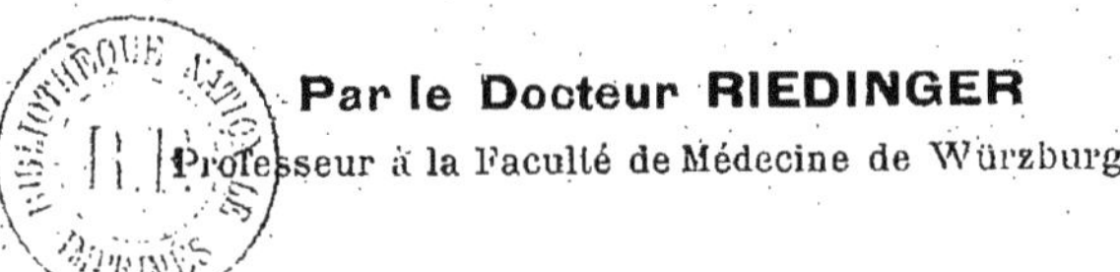

Par le Docteur RIEDINGER

Professeur à la Faculté de Médecine de Würzburg.

Les antécédents du cas que je me propose de développer, ne me sont malheureusement pas suffisamment connus. Je sais seulement que le patient a subi, il y a quelques années, une opération du phimosis ; depuis lors, il souffrit toujours de troubles urinaires et se sondait souvent lui-même.

Lorsqu'il vint me consulter cet été, au sujet d'une rétention d'urine, il était très excité et tremblait de tout son corps. Il me fut impossible de le cathétériser et ce n'est qu'avec de grandes difficultés que je parvins à introduire dans l'urèthre une bougie filiforme. Au bout de 10 minutes seulement, une grande quantité d'urine fétide mêlée de sang et de pus suinta le long de la sonde. Le patient en ressentit un grand soulagement.

Le lendemain, j'introduisis avec la plus grande facilité la même sonde et le troisième jour le malade supportait déjà une sonde d'un numéro plus gros.

L'urine s'échappa spontanément.

Comme je l'appris dans la suite, le patient, croyant pouvoir s'introduire lui même des bougies qu'il avait acheté ne reparut plus.

Ce ne fut que quelque huit jours plus tard que je fus appelé à son domicile et le trouvai dans l'état suivant :

Le scrotum était fortement enflé, rouge, luisant et en partie gangréneux. L'urine, qui s'échappait spontanément, était devenue plus claire. Le besoin d'uriner était cependant assez violent.

J'introduisis avec facilité une sonde d'un calibre plus gros. Une profonde incision dans les parties gangréneuses provoqua l'écoulement d'une grande quantité de liquide fétide et sanieux mélangé d'urine.

Le patient se trouvait dans un état d'euphorie extraordinaire, malgré une température élevée et un pouls très faible et accéléré : il présentait toutefois les symptômes d'une grave infection et mourut deux jours après.

L'autopsie (faite par le Dr M. Borst) donna les résultats suivants :

Le méat et le segment antérieur de l'urèthre sont très fortement rétrécis sur une longueur d'environ 8 centimètres. Le passage le plus étroit mesure à peine 3 millimètres. La lumière du canal s'élargit graduellement. Dans la partie membraneuse se trouve une cavité totalement remplie d'une sorte de bouchon de pus peu adhérent et de couleur douteuse, relié à la paroi droite de l'urèthre par un mince pédicule.

L'excavation ampulliforme est plus grande que sa voie de communication avec l'urèthre, cette ouverture mesurant 4 1/2 centimètres de long sur trois de large, l'urèthre se trouvait ainsi sous-miné de tous côtés. La limite en est indiquée sur la planche II en lignes pointillées.

Dans la niche distale se trouve une petite perforation.

Les bords de la fistule uréthrale sont couverts d'un enduit gris sale.

La vessie, dont la paroi est épaissie (1 cm.), présente tous les symptômes d'une cystite catarrhale chronique. La muqueuse est tuméfiée, fortement injectée et le col

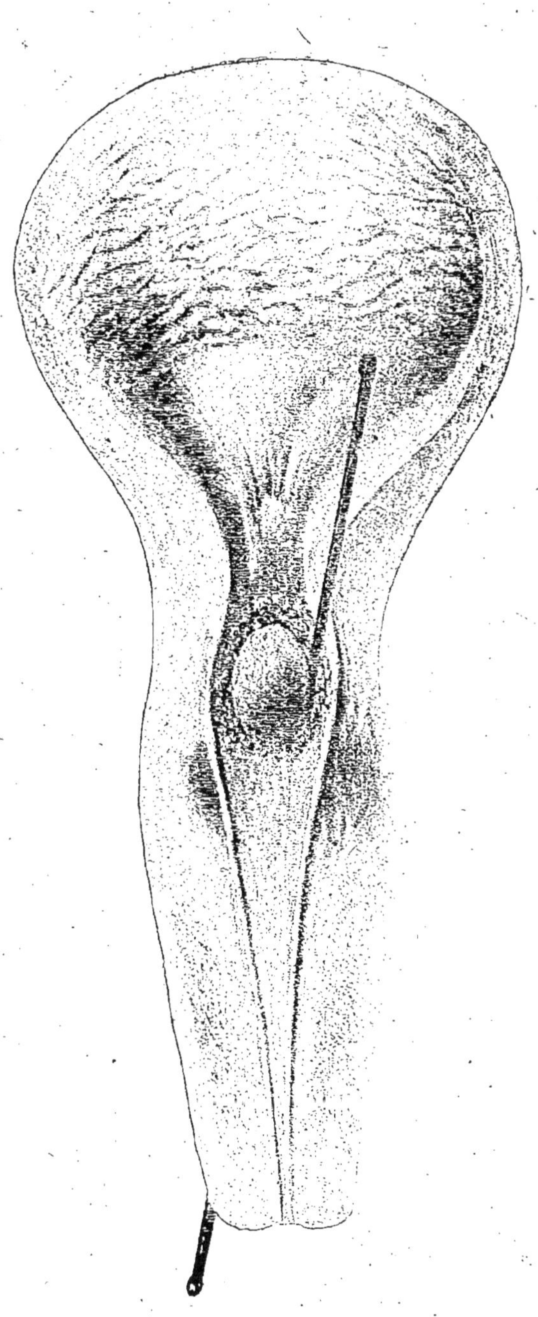

Fig. 1. — Aspect général.

de la vessie est ecchymosé. Les uretères, ainsi que les bassinets du rein sont dilatés.

Le méat est légèrement altéré par du tissu cicatriciel provenant probablement de déchirures superficielles provoquées par un sondage forcé. A part cela, pas d'autres transformations. Le tissu périuréthral est tout à fait normal.

Un examen plus minutieux de l'excavation montre que

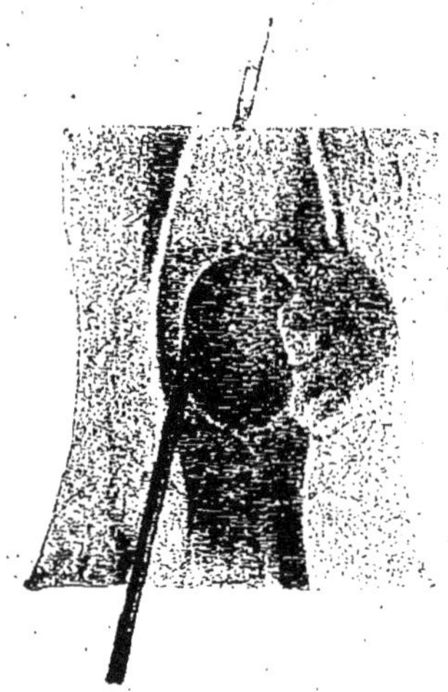

Fig. 2.
Le bouchon de pus est soulevé et renversé.

ses bords sont lisses, ce qui pourrait faire penser à un *diverticule*.

L'aspect de cette cavité, la formation particulière du bouchon de pus et surtout le fait que les parois ne sont pas tapissées d'un revêtement épithélial, ainsi que le montre l'examen microscopique, parlent contre cette hypothèse. Du reste, de véritables diverticules de l'urèthre n'ont, à ma connaissance, été observés que très rarement (par Dittel et de Paoli).

Il peut encore moins s'agir ici d'un *kyste* ; ceux-ci observés de même très rarement, proviennent toujours d'une dilatation des canaux excréteurs des glandes de Cowper, et se trouvent en dehors du diaphragme urogénital (Dittel).

Ils peuvent être de grandeur variable, ne dépassent toutefois pas une certaine dimension et n'occasionnent jamais de troubles ; c'est pour cette raison qu'on ne les découvre généralement que par hasard. Les plus grands se trahissent par la présence d'une saillie dans la région périnéale. Ils sont remplis d'un liquide clair et visqueux (liquide glandulaire épaissi) qui perce rarement à l'extérieur. Ces kystes, qui sont tapissés d'un épithélium pavimenteux, sont tous congénitaux. (Englisch).

On n'a jamais observé jusqu'à présent *d'ulcérations tuberculeuses primaires* de la muqueuse uréthrale. Il s'agit la plupart du temps d'une invasion venant de la vessie et de la prostate. La partie membraneuse n'est atteinte que dans des cas tout à fait exceptionnels.

La *périuréthrite tuberculeuse* n'est, par contre, pas très rare. Englisch admet deux formes :

La péri-uréthrite externe et *la périuréthrite interne* suivant que l'affection s'établit devant ou derrière l'aponévrose, périnéale propre. Dans ces cas, il s'agit presque toujours d'individus atteints de tuberculose générale.

La première forme, qui provient probablement d'une affection localisée dans les glandes de Cowper, perce toujours au dehors. Il se forme ainsi une ou plusieurs fistules qui, ainsi que toutes les affections tuberculeuses, n'ont aucune tendance à se guérir. On peut pourtant, par un traitement à l'iodoforme et un curettage consciencieux, arriver à un bon résultat.

La deuxième forme est plus grave, parce qu'elle est en général compliquée de tuberculose de la prostate, et qu'elle est souvent accompagnée de troubles urinaires qui ne se rencontrent pas dans les cas de périuréthrite externe.

Il ne peut non plus s'agir ici de *l'ulcération folliculaire de Dittel.*

Nous n'avons en tout cas pas affaire à une affection récente, mais bien à une vieille nécrose de coagulation à caractère bien défini qui, par une ulcération de la muqueuse, aurait provoqué la formation d'une thrombose d'un gros vaisseau. Le séquestre, qui ne laisse plus reconnaître de tissu spécifique, est formé par une masse amorphe, dans laquelle on ne trouve plus trace de noyaux. Sur la préparation fraîche, il n'y avait plus que des fibres élastiques dissociées.

On trouve en pathologie des cas semblables, par exemple, dans l'ostéomyélite aigu, et dans divers autres cas de nécrose. La différence du terrain sur lequel s'est établi l'affection, explique la particularité de notre cas et la forme du séquestre ainsi exclu de la circulation.

Ce n'est qu'après la destruction de l'épithélium, cette couche protectrice, que l'affection put pénétrer dans le tissu uréthral et sous-uréthral. La cause initiale de cette ulcération est due, comme dans tous les cas semblables, à une infection mixte (ici catarrhe de vessie) qui se serait implantée dans une lésion de la muqueuse. En effet, une urine normale n'aurait occasionné aucune suite fâcheuse ; il en est bien autrement dans ce cas où la lésion s'est trouvée en contact avec une urine décomposée, et ceci d'autant plus que nous avons affaire avec un rétrécissement très accentué de l'urèthre. L'ulcération se trouve ici audessus de la stricture, comme c'est la règle dans tous les cas de rétrécissements. Il est probable qu'en suite du passage difficultueux de l'urine, la muqueuse a été d'autant plus facilement endommagée qu'elle avait à supporter une plus grande pression en cet endroit.

Cette anomalie peut provoquer déjà à elle seule une ulcération, car elle représente une sorte de réservoir dans lequel il reste toujours un peu d'urine décomposée.

L'origine du catarrhe de vessie s'explique facilement,

puisque nous savons que le patient se sondait fréquemment lui-même, probablement sans observer les précautions nécessaires. Tous les symptômes nous manquent pour expliquer une origine blennorrhagique.

Il est toutefois curieux de voir que l'infiltration d'urine dans la région périnéale se soit produite si tard et non, comme c'est généralement le cas, pendant la période d'inflammation primaire.

Il manquait encore un agent pour provoquer la perforation de la cavité. On ne peut pas sans doute nier qu'une de ces bougies introduite par le patient n'ait pu pénétrer dans l'excavation et n'en ait endommagé les parois. Un autre facteur entre cependant en jeu. La même pression, dont il a été question lors de la formation de l'ulcération, peut aussi avoir joué un rôle ici, dans ce sens qu'elle distendait les parois de la cavité déjà remplie. Cet agent nuisible, qui à lui seul suffit déjà à altérer une muqueuse saine, et qui était secondé par l'énorme rétention d'urine de ces derniers jours, a naturellement trouvé ici un terrain plus propice pour provoquer une rupture.

Au dire de l'entourage du patient, l'écoulement de l'urine, qui s'effectuait toujours lentement, était accompagné de violentes douleurs provoquant même des gémissements.

En général l'infiltration périnéale ne tarde pas à se produire lorsque la muqueuse et le tissu sous-muqueux sont perforés. Pourtant, les cas d'uréthrotomie interne et les blessures superficielles occasionnées par l'introduction de sondes métalliques nous apprennent qu'il n'en est heureusement pas toujours ainsi, sans quoi les phlegmons périnéaux, avec leurs suites fâcheuses, seraient beaucoup plus fréquents.

Sir Henry Thompson a justement soutenu cette thèse, et je fus alors très surpris de voir comme il était hardi dans ses interventions chirurgicales de dilatation d'urèthre.

Si dans notre cas, où la destruction de l'urèthre et de

tissu sous-uréthral est si profonde, il ne s'est produit aucune perforation, il nous faut admettre l'existence d'une couche protectrice. L'examen microscopique des parois de la cavité nous renseigne à ce sujet :

Cette paroi est d'abord tapissée d'une mince couche de

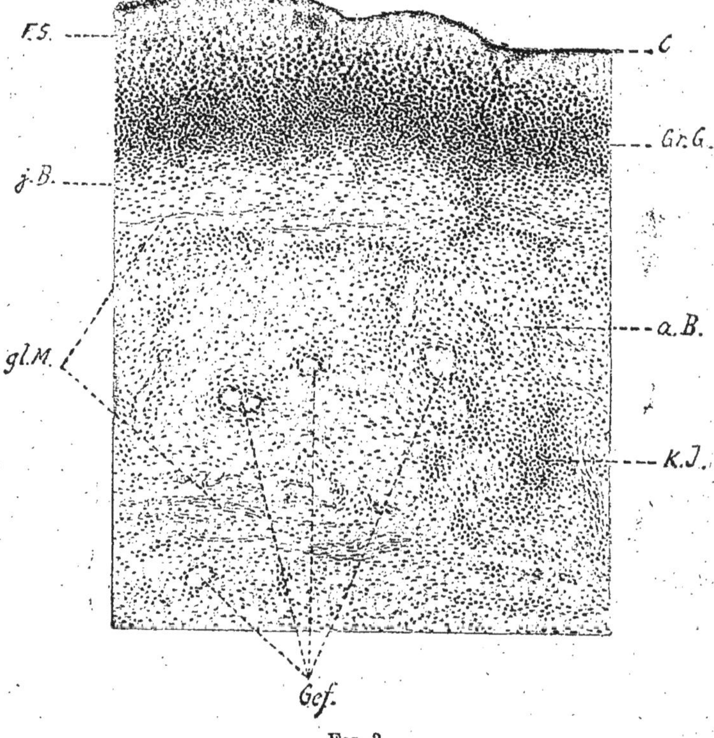

Fig. 3.

C.— Coques.
F s.— Couche fibrineuse.
Gr. G. — Tissu de granulation.
j. B. — Tissu conjonctif de néoformation.
gl. M. — Fibres musculaires lisses.
Gef. — Vaisseaux.
a. B. — Tissu conjonctif adulte.
K. I.— Infiltration cellulaire à petites cellules.

coques, puis vient une couche fibrineuse, dans les parties supérieures de laquelle se trouvent encore quelques coques. Nous rencontrons ensuite un tissu de granulation macrocellulaire, auquel fait suite un tissu de petites cel-

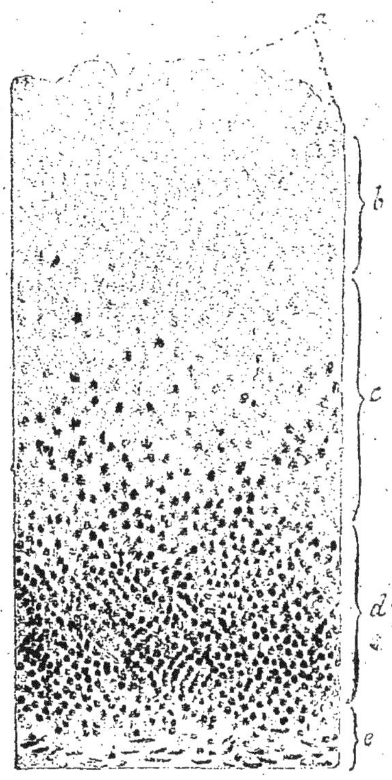

Fig. 4.

a — Coques.
b — Couche fibrineuse.
c — Tissu de granulation macrocellulaire.
d — Tissu de granulation à petites cellules.
e — Tissu conjonctif de néoformation.

lules qui, à sa partie inférieure, se transforme en tissu conjonctif de néoformation. Dans le tissu conjonctif adulte, on trouve aussi par place une irritation inflammatoire avec infiltration cellulaire à petites cellules. On remarque ici et là la présence de fibres musculaires lisses.

Sans aucun doute, si l'on en excepte le tissu de granulation, c'est surtout la couche fibrineuse, très dense à la superficie, qui a formé à elle seule une couche protectrice suffisante. S'épaississant toujours davantage, elle bouche les interstices et soude les différentes cellules entre elles. On peut facilement reconnaître une organisation fibrillaire, en sorte que la guérison n'aurait donc pas été impossible. De même, le fait que le séquestre remplissait complètement l'excavation et empêchait l'urine d'y pénétrer était aussi de bon augure.

Cette affection de l'urèthre est sûrement une rareté, pourtant elle n'est pas sans antécédents dans la pathologie. Ohrendorff a parlé récemment d'un cas semblable d'ulcération de l'intestin, en suite de dysenterie, traité par Max Borst, dans les comptes rendus de l'Institut pathologique (1). Ici, de même, la couche de bourgeons charnus est doublée d'un revêtement homogène de fibrine qui facilitait ainsi la formation de tissu cicatriciel existant déjà en maints endroits.

Bien qu'en pareil cas, la nécrose (et il en est de même pour la diphtérie et le croup) ne pénètre pas dans les couches profondes, une perforation de l'intestin est pourtant possible. Si, d'un côté, la formation d'un exsudat fibrineux explique la profonde altération des tissus, de l'autre, elle les préserve de complications dangereuses.

Comme nous l'avons déjà dit, cette affection de l'urèthre est évidemment rare. Dittel (*Deutsche Chirurgie, Lieferung* 49, p.216), qui dispose pourtant d'un matériel très abondant n'a constaté qu'un seul cas semblable chez un patient âgé de 76 ans qui mourut onze jours après la per-

(1) *Verhandlungen der physikalisch-medizinischen Gesellschaft zu Würzburg*. N.F. XXXIII. Bd. 21, 1899.

16

foration en suite de pyémie. Le premier jour, l'urine était mélangée de sang, le sondage facile, le scrotum entièrement infiltré et gangréneux. Une grande quantité de sanie répandant une odeur d'urine s'échappait par l'incision. L'autopsie démontra que la vessie était contractée et ne contenait qu'un peu d'urine trouble ; la muqueuse était ecchymosée au-dessus du trigone de Lieutaud. Une perte de substance circulaire, large d'un pouce et longue d'autant, dont les bords étaient irréguliers et dentelés, entourait l'urèthre au commencement de sa partie caverneuse, et en avait détruit les parois en cet endroit. L'excavation était tapissée de tissu cicatriciel et d'un enduit gris sale, ainsi que de tissu nécrosé et désagrégé.

Les alentours sont d'une couleur douteuse. L'urèthre est sous-miné au-dessus de la perte de substance.

Selon Dittel, l'ulcération s'est établie, premièrement au-dessus de la stricture, puis, une perforation s'est produite ; il s'en suivit la pyémie qui a enlevé le malade. S'il est vrai que la perforation dans le tissu périnéal soit une complication dangereuse, on connaît pourtant des cas de guérison malgré la gangrène du scrotum.

J'ai eu dernièrement l'occasion de soigner un patient de 70 ans qui, en suite d'une perforation de l'urèthre, souffrait d'une infiltration s'étendant sur tout le scrotum et accompagnée d'une forte gangrène. De même que dans le cas précédent, il s'échappa, après incision, une urine fétide. Le patient déclinait rapidement ; la plaie débarrassée de ses lambeaux gangréneux, se nettoya cependant peu à peu et il s'en tira avec une thrombose de la veine saphène. Je ne suis pas encore fixé sur les causes qui ont amené la perforation.

J'en arrive maintenant à un point important, à savoir au rétrécissement très prononcé de l'urèthre antérieur. On sait que notre honoré président, Guyon, s'est acquis une grande renommée dans la pathologie des cas de ce genre. Le tout est de savoir s'il s'agit ici d'un rétrécissement acquis ou congénital. Comme nous l'avons déjà dit, notre patient a, de tout temps, eu beaucoup de peine à uriner, et dut subir, il y a quelques années, une opération du phimosis, probablement en suite d'une balano-posthite. Le prépuce, qui était alors très épais et dur formait un bourrelet autour de la couronne du gland. Bien que la possibilité d'une stricture acquise ne puisse être écartée d'emblée, il n'existe cependant pas de preuve anatomique patente pour expliquer une origine blennorrhagique.

Le rétrécissement est cylindrique, s'élargit peu à peu, et s'étend sur un long parcours de l'urèthre antérieur, ce qui n'est jamais le cas pour une stricture acquise. L'altération du méat n'est due, comme nous l'avons dit plus haut, qu'à une origine traumatique en suite de sondage forcé. Les doutes de Voillemier sont bien justifiés dans certains cas. L'avis de Guyon (1), auquel se rattache Englisch (2), est appuyé par le cas incontestable de R. Demme (3), auquel C. Kaufmann (4) se rapporte avec droit. Il prouve clairement qu'il existe des cas de strictures congénitales, lorsqu'il cite le cas d'un garçon d'un an qui avait de la peine à uriner dès le jour de sa naissance. La sténose qui se trouvait aussi dans le segment antérieur fut sondée avec succès.

Bien que l'anamnèse de notre patient ne remonte pas si haut, je me plais à présenter mon cas comme une confirmation des idées de Guyon.

(1) Des vices de conformation de l'urèthre, Paris, Delahaye, 1863.
(2) *Archiv. für Kinderheilkunde.* Bd. 2 : Stuttgart, 1881.
(3) 13. Bericht des Jenner'schen Kinderspitals, Bern, 1875.
(4) *Deutsche Chirurgie Lieferung* 50 a.

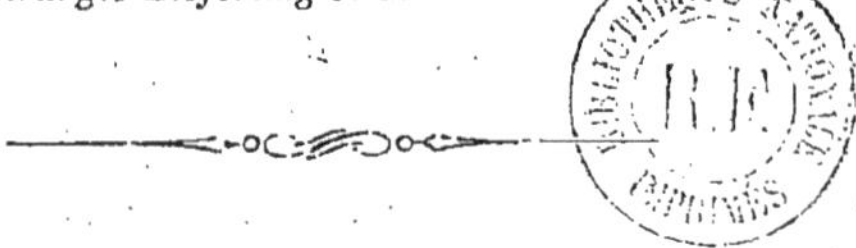

Clermont (Oise). — Imp. Daix frères.

www.ingramcontent.com/pod-product-compliance
Ingram Content Group UK Ltd.
Pitfield, Milton Keynes, MK11 3LW, UK
UKHW020501220726
13923UKWH00006B/2690

9 782019 943554